BEI GRIN MACHT SICH IHR WISSEN BEZAHLT

Ansgar Schniederjan

Darstellung der Funktionsweise und Potenziale eines Comprehensive Cancer Centers

GRIN Verlag

Bibliografische Information der Deutschen Nationalbibliothek:

Die Deutsche Bibliothek verzeichnet diese Publikation in der Deutschen National-
bibliografie; detaillierte bibliografische Daten sind im Internet über http://dnb.d-
nb.de/ abrufbar.

Impressum:

Copyright © 2006 GRIN Verlag GmbH
Druck und Bindung: Books on Demand GmbH, Norderstedt Germany
ISBN: 978-3-638-83787-3

Dieses Buch bei GRIN:

http://www.grin.com/de/e-book/55287/darstellung-der-funktionsweise-und-
potenziale-eines-comprehensive-cancer

GRIN - Your knowledge has value

Der GRIN Verlag publiziert seit 1998 wissenschaftliche Arbeiten von Studenten, Hochschullehrern und anderen Akademikern als eBook und gedrucktes Buch. Die Verlagswebsite www.grin.com ist die ideale Plattform zur Veröffentlichung von Hausarbeiten, Abschlussarbeiten, wissenschaftlichen Aufsätzen, Dissertationen und Fachbüchern.

Besuchen Sie uns im Internet:

http://www.grin.com/

http://www.facebook.com/grincom

http://www.twitter.com/grin_com

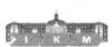

INSTITUT FÜR BETRIEBSWIRTSCHAFTSLEHRE INSB. KRANKENHAUSMANAGEMENT

Seminararbeit

**Darstellung der Funktionsweise und Potenziale
eines Comprehensive Cancer Centers**

Sommersemester 2006

vorgelegt von:
Ansgar Schniederjan
7. Fachsemester

Abgabetermin: 07-04-2006

Inhaltsverzeichnis

Abbildungs- und Tabellenverzeichnis

Abkürzungsverzeichnis

Abb.   Abbildung

ADT   Arbeitsgemeinschaft Deutscher Tumorzentren e.V.

CCC   Comprehensive Cancer Center

NCI   National Cancer Institute

SGB   Sozialgesetzbuch

Tab.   Tabelle

1 Einleitung und Aufbau der Arbeit

Krebs ist neben den Herz-Kreislauferkrankungen die zweithäufigste Todesursache in Deutschland. Obwohl sich zunehmende Erfolge sowohl in Diagnose als auch Therapie verzeichnen lassen, sinkt die Zahl der Erkrankungen nicht. Sie nimmt mit steigendem Alter der Bevölkerung weiter zu.[1] Über 50 % dieser Tumorerkrankungen sind systemisch, d.h. sie betreffen ein Organ oder mehrere Organe in gleicher Weise oder wirken auf diese.[2] Aus diesem Grund und durch die daraus folgende steigende Komplexität der Krebserkrankungen ist eine Kooperation und interdisziplinäre Zusammenarbeit der verschiedenen Fachdisziplinen notwendig geworden. Das Ziel dieser Zusammenarbeit sollte sein, eine umfassende Behandlung zu gewährleisten, um richtige Diagnose- und Therapiewege für den Patienten einschlagen zu können.

Dieser Grundgedanke der „umfassenden" Behandlung und interdisziplinären sowie multidisziplinären Zusammenarbeit wird mit der Einführung eines **Comprehensive Cancer Centers (CCCs)** nach amerikanischem Vorbild verfolgt.

Zur Darstellung des Themas wird der erste Schritt der Arbeit darin bestehen, die Grundlagen zu erläutern. Hierbei wird besonders auf die Bedeutung von Krebs für die Bevölkerung sowie die damit verbundene, notwendige Interdisziplinarität und Multidisziplinarität eingegangen. Des Weiteren wird eine Definition des CCCs geliefert. In einem zweiten Schritt wird die Funktionsweise dargelegt. Besonderes Augenmerk gilt hierbei den Zielen, Richtlinien und Rahmenbedingungen, Aufgaben und denen sich daraus ergebenden Organisationsstrukturen. Darauf aufbauend lassen sich Potenziale eines solchen Centers erkennen und beschreiben. Dies geschieht sowohl aus Sicht der Patienten als auch aus Sicht der beteiligten Institutionen. Ein kritischer Vergleich der CCC in Deutschland und den USA gibt Einblick über den momentanen Stand der Entwicklung. Die erwartete Steigerung der Behandlungsqualität, die mit der Einführung des CCCs in Deutschland verfolgt wird, wird hinterfragt.

In einem Fazit werden ein Resümee gezogen und die wichtigsten Untersuchungsergebnisse aufgezeigt.

---

[1] Vgl. **Universitätsklinikum Freiburg** (Comprehensive Cancer Center Freiburg), S.1.
[2] Vgl. **Diehl, V.** (Nationales Zentrum), S. 4.

2 Grundlagen

2.1 Krebserkrankungen und Folgen für die Bevölkerung

Bei Krebs handelt es sich um das unkontrollierte Wachstum von Gewebe, dass durch die Entartung („Transformation"[3]) körpereigener Zellen verursacht wird. Diese Zellen können in anderes Gewebe eindringen und dieses zerstören. Krebs kann jede Zellart befallen. Es kann somit keine einzelne, sondern eine Vielzahl von Erkrankungen je nach Gewebe und Zellart sein.[4] Krebserkrankungen stehen in Deutschland direkt an zweiter Stelle der Todesursachenstatistik nach den Herz-Kreislauferkrankungen. Es wird davon ausgegangen, dass jährlich ca. 350.000 Bürger an Krebs erkranken, d. h. jeder dritte Bürger wird im Verlauf seines Lebens an dieser Krankheit erkranken und jeder vierte wird daran sterben.[5] Durch die vermehrt ansteigende Bedeutung von Krebs für die Bevölkerung sowohl in Deutschland als auch in Europa (siehe Anhang Abb. A 1) vollzieht sich ein Wandel in den Behandlungsmethoden.

2.2 Interdisziplinäre und multidisziplinäre Zusammenarbeit

Eine Kombination verschiedener Behandlungsverfahren sowie eine fächerübergreifende Zusammenarbeit können die Heilungschancen verbessern.[6] Ein Arzt alleine ist jedoch nicht in der Lage, die Komplexität der verschiedenen Krebserkrankungen hinreichend beurteilen zu können, um somit die bestmöglichste Behandlungsmethode zu gewährleisten. Daher lässt sich ein Trend zur interdisziplinären und multidisziplinären Zusammenarbeit erkennen. Unter Interdisziplinarität versteht man die Kooperation und Zusammenarbeit verschiedener Disziplinen.[7] Multidisziplinarität bedeutet, dass nebeneinander zur Erreichung einer Sache von verschiedenen Fächern etwas beigetragen wird.[8] Aufgrund der Probleme in der Onkologie, die durch den fehlenden interdisziplinären Ansatz und die unzureichende Umsetzung der Basiswissenschaft in die klinische Praxis entstehen, hat der Gesetzgeber reagiert.[9] So wurden Modelle zur interdisziplinären Zusammenarbeit angeregt. Mit Einführung des § 140 a ff. SGB V ist der Weg zur integrierten Versorgung geebnet.

---

[3] Vgl. **Hirsch-Kauffmann, M., Schweiger, M.** (1987), S. 341.
[4] Vgl. **Krebs-Kompass** (Was ist Krebs).
[5] Vgl. **ADT** (1999).
[6] Vgl. **Neubauer, A., Middeke, M.** (2005), S. 378.
[7] Vgl. **NCI** (2004), S. 2.
[8] Vgl. **Wendt, W.R.** (Transdisziplinarität und ihre Bedeutung).
[9] Vgl. **Büchler, M. W.** (2005).

Sie bildet eine Schnittstelle zwischen der ambulanten und stationären Versorgung, dessen Ziel es ist, eine interdisziplinäre Behandlung zu gewährleisten. Ein weiteres Beispiel zur interdisziplinären Zusammenarbeit stellen die schon seit langem in Deutschland etablierten Tumorzentren dar. In ihnen findet sich die notwendige Fach- und Sachkompetenz für die Diagnose und Therapie von Krebspatienten. Die Interdisziplinarität und Multidisziplinärität solcher Tumorzentren erfolgt hier aber dezentral und sequentiell und trägt somit zum Scheitern der geplanten umfassenden Zusammenarbeit bei.[10]

Eine Verbesserung der momentanen Situation erhoffen sich deutsche Tumorzentren mit Einführung des amerikanischen Modells des CCCs.

2.3 Definition eines Comprehensive Cancer Centers gemäß dem National Cancer Institute

Krebs stellt in den USA die führende Todesursache dar (siehe Anhang Abb. A 1).[11] Aus diesem Grund wurde dort im Auftrag des National Cancer Institutes (NCI) mit der Entwicklung und Umsetzung eines „Cancer Center Programs"[12] begonnen.

Das NCI ist eine von acht Behörden, aus denen sich der öffentliche Gesundheitsdienst und das amerikanische Gesundheitsministerium zusammensetzen. Es bildet die Hauptbehörde der amerikanischen Bundesregierung für Forschung und Ausbildung im Bereich der Krebstherapie.[13] Mit seinem „Cancer Center Program" verfolgt das NCI das Ziel, durch Zusammenarbeit von Praxis und Forschung die Krebserkrankung zu reduzieren.[14] Die Aufgabe des NCI liegt in der Bildung, Festlegung von Rahmenbedingungen, finanzielle Förderung und Zertifizierung von CCCs.

„A comprehensive cancer center has reasonable depth and breadth of research activities in each of 3 major areas: basic, clinical and prevention, control, behavioural and population based research and exhibits a strong body of interactive research that bridges these scientific areas."[15]

---

[10] Vgl. **Mross** (2002), S. 72.
[11] Vgl. **Neubauer, A., Middeke, M.** (2005), S. 378.
[12] **NCI** (Description of Cancer Centers Program).
[13] Vgl. **o.V.** (Oncolytics Biotech Inc. beginnt Ausschreibungsverfahren).
[14] Vgl. **NCI** (Description of Cancer Center Program).
[15] **Bamberg, M.** (2004), S. 52.

Man unterscheidet 2 Organisationsformen eines CCCs. Zum einen gibt es die Form eines „Freestanding-Comprehensive-Cancer-Center" und zum anderen die eines „Matrix-Comprehensive-Cancer-Center".

„Freestanding-Comprehensive-Cancer-Center" sind in sich abgeschlossene Einrichtungen. Sie bilden somit keinen Teil einer größeren Organisation und sind unabhängig. Die Verwaltung kontrolliert sämtliche Räumlichkeiten, Personalfragen und das Budget. „Matrix-Comprehensive-Cancer-Center" hingegen bilden einen offiziellen Teil einer Universität. Der Begriff Matrix wird verwendet, da das Center abhängig von der Organisationsstruktur der Universität und mit dieser verflochten ist.[16]

Zum besseren Verständnis wird im nächsten Abschnitt genauer auf die Funktionsweise und Rahmenbedingungen eingegangen.

3   Comprehensive Cancer Center

3.1   Ziele, Rahmenbedingungen und Aufgaben

3.1.1   Übergeordnete Ziele und Richtlinien

Das primäre Ziel eines CCC ist das „umfassende" Heilen und Bekämpfen des Krebses, wobei die Prävention eine ebenso große Rolle spielt. Der Patient sollte in den Mittelpunkt der Betrachtung rücken.[17] Die Verbesserung der Behandlungsqualität geschieht durch die Interaktion und Verzahnung von Grundlagenforschung, klinischer Forschung, bevölkerungsbezogener Forschung und der Versorgung am Krankenbett.

Das CCC bündelt die Ressourcen und schlägt eine Brücke zwischen Grundlagenforschung und klinischer Anwendung.[18] Um dem Primärziel zu entsprechen, stellt das NCI an die potentiellen CCCs eng definiert Anforderungen. Damit ein CCC in Amerika die Kennzeichnung „NCI-designated Cancer Center"[19] erhalten kann, muss es bestimmte Aufgabengebiete abdecken und einen von Experten begutachteten Prozess durchlaufen.[20] Dieser Prozess muss verifizieren, dass sich Einrichtungen, die sich um die Kennzeichnung bewerben, bestimmte Rahmenbedingungen erfüllen. In Anlehnung an die NCI-Vorgaben sollten langfristige, multidisziplinäre Krebspro-

---

[16] Vgl. **Simone, J.** (2002).
[17] Vgl. **Rautenstrauch, J.** (2004), S. 20.
[18] Vgl. **Würthenberger, U.** (2004), S. 20.
[19] **NCI** (Description of Cancer Center Program).
[20] Vgl. **Simone, J.** (2002).

gramme in biomedizinischer Basisforschung und klinischer Forschung existieren. Des Weiteren müssen Trainingsangebote, sowie Fort-, Aus- und Weiterbildung für alle relevanten Mitarbeitergruppen durchgeführt werden. Interdisziplinäre Konzepte für Diagnostik, Therapie und Nachsorge aller Tumoren müssen gegeben sein. Ein Tumorboard, indem die Problempatienten im interdisziplinären Konsil besprochen werden, sollte institutionalisiert werden. Unter einem Konsil versteht man das Zusammenwirken und die Beratung verschiedener Ärzte über einen Krankheitsfall. Ein CCC sollte weiterhin an bevölkerungsbezogenen Programmen mitwirken und Studien in diese Richtung anstrengen. Gemäß den Richtlinien des NCI gehören zur Organisationsstruktur ein eigenständiger Direktor, ein direkt zugeordnetes Budget, sowie Räume und die notwendige Personalhoheit.[21]

Sind die Kriterien erfüllt und ist das Auswahlverfahren erfolgreich durchlaufen, darf sich das CCC „NCI-designated Cancer Center" nennen.[22] An diesen Titel sind finanzielle Förderungen gebunden, die vom NCI geleistet werden.

Weiterhin ist das CCC durch die Zertifizierung ein Teil des Cancer Center Programs geworden.

3.1.2   Aufgaben

3.1.2.1   Wissenschaftliche Aufgaben

3.1.2.1.1   Aufgabengebiete und Funktionsbereiche

Die Aufgabengebiete eines CCCs werden in wissenschaftliche und nicht wissenschaftliche Aufgaben untergliedert und leiten sich aus den Richtlinien bzw. Rahmenbedingungen des NCI ab. Zu den wissenschaftlichen Aufgaben zählt zum einen die multimodale Krebsbehandlung. Durch die Interaktion und das Zusammenwirken verschiedener Fachdisziplinen wird die Interdisziplinarität gewährleistet. Die Forschungsaufgaben auf den Gebieten der Grundlagenforschung, der klinischen Forschung und der Epidemiologie liefern umfassende Einsichten in Ursache-Wirkungszusammenhänge der Krebserkrankungen. Die Präventivmedizin und Palliativmedizin gehören ebenso zum Funktionsbereich,[23] wie auch die Intensivierung der klinischen Forschung.

---

[21] Vgl. **Diehl, V.** (Nationales Zentrum), S. 6, sowie NCI (2004), S. 2 ff.
[22] Vgl. **NCI** (2004), S. 3 ff.
[23] Vgl. **Büchler, M. W.** (2005).

Die enge Zusammenarbeit mit grundlagenwissenschaftlichen Disziplinen ermöglicht eine Verkürzung der Distanz zwischen Labor und klinischer Anwendung.[24] Der schnelle Transfer von innovativen Ansätzen wird durch die multidisziplinäre Verknüpfung von Forschung und Patientenversorgung erreicht.[25]

3.1.2.1.2 Organisationsstrukturen und Instrumente

Um die Aufgabenvielfalt in die Praxis umzusetzen, benötigt es einiger bestimmter Einrichtungen. So steht im Mittelpunkt die Tumorambulanz, die zur zentralen Anlaufstelle für den Patienten wird.[26] Das Ziel der Bildung einer Tumorambulanz besteht darin, dass Patienten mit einer bestimmten Tumorart „durch eine Tür" hineingehen und dort von Anfang an inderdisziplinär und adäquat versorgt werden.[27] Die Tumorambulanz bildet also eine fächerübergreifende besetzte Anlaufstelle für den Patienten, die zu Beginn von Diagnostik und Therapie aufgesucht wird. In ihr sind Vertreter aus allen Fachdisziplinen versammelt. Diesen stehen alle vorhandenen untersuchungsrelevanten Informationen zur Verfügung.[28] Somit ist gewährleistet, dass viele Experten über den richtigen Behandlungsweg zusammen entscheiden.

Darauf aufbauend finden regelmäßig Tumorboards statt. In ihnen werden die Problempatienten im interdisziplinären Konsil besprochen.[29] Beteiligt an diesen Tumorkonferenzen sind ebenfalls Vertreter aller onkologischen Fachdisziplinen. Konkret geht es darum, eine schnelle und umfassende Diagnose zu erstellen. Weiterhin können Zweit- oder Drittmeinungen eingeholt werden, um im interdisziplinären Konsil eine Therapieempfehlung zu erarbeiten. [30]

Weitere wichtige Aufgaben des CCC bilden das Führen eines Krebsregisters sowie einer Serum- und Tumorbank. In einem Krebsregister werden sämtliche Patienten mit Krebserkrankungen erfasst. Das Krebsregister dient zur Entdeckung regionaler Unterschiede in der Krebshäufigkeit und der onkologischen Versorgung.

---

[24] Vgl. **Universitätsklinikum Freiburg** (Comprehensive Cancer Center Freiburg), S.3.
[25] Vgl. **Universitätsklinikum Heidelberg, Deutsches Krebsforschungszentrum** (2004).
[26] Vgl. **Universitätsklinikum Heidelberg, Deutsches Krebsforschungszentrum** (2004).
[27] Vgl. **Bördlein, I.** (2003).
[28] Vgl. **Hofstädter, F.** (2005).
[29] Vgl. **Diehl, V.** (Nationales Zentrum), S. 9.
[30] Vgl. **Clinicum** (NCT Heidelberg).

Es soll dadurch eine einheitliche Behandlungsqualität für alle Tumorpatienten erreicht werden.[31] Die Serum- und Tumorbanken stellen Blutproben für Untersuchungen zentral bereit.[32] Forschungsaufgaben gehören zum Aufgabenschwerpunkt des CCCs. Die Wissenschaftler aus dem Forschungsbereich haben für ihre Arbeit Zugriff auf die Daten auf dem Datenpool, dem klinischen Krebsregister sowie auf die Serum- und Tumorbank. Durch den Zugriff auf Datenbanken, die eine Vielzahl von Patienten umfassen, lassen sich Studien leichter vornehmen. Die enge Zusammenarbeit mit Klinikern ermöglicht es, die Studien schnell in die klinische Praxis zu überführen.

3.1.2.2   Nicht-wissenschaftliche Aufgaben

Neben den rein wissenschaftlichen Aufgaben gehören auch „nicht-wissenschaftliche" Aufgaben zum Tätigkeitsfeld. Diese Aufgaben bilden einen kleineren Teil des Aufgabengebietes eines CCCs. Die Bedeutung darf jedoch auf keinen Fall unterschätzt werden. Zu diesen Aufgaben zählen Aktivitäten, die auf das Informieren der Bevölkerung ausgerichtet sind. Besondere Beachtung schenkt man der Aufklärung bezüglich möglicher Krebserkrankungen, da für die Heilung und die Überlebenszeit bei der Diagnose Krebs die rechtzeitige Entdeckung von besonderer Bedeutung ist.[33] Eine Aufklärung der Bevölkerung wird für die Prävention und Früherkennung von Krebserkrankungen daher notwendig.

Zu den konkreten Aufgaben gehören z. B. die Institutionalisierung eines Krebs-Informationsdienstes, Erziehung in Prävention, Lebenshaltung, Ernährung und Raucherentwöhnung. Der Informationsaufgabe wird durch bestimmte Beratungsdienste nachgekommen. So ist eine Beratung online, telefonisch oder direkt vor Ort denkbar.[34] Auch bezüglich der Nachsorge der Patienten werden Schulungen für diese angeboten.

Werden die wissenschaftlichen und nicht-wissenschaftlichen Aufgaben vollständig erfüllt, ergeben sich daraus Potenziale. Es entsteht eine „Win-Win-Situation" sowohl für den Patienten als auch für das CCC.

---

[31] Vgl. **Gumpp, V.** (2004), S. 56.
[32] Vgl. **Rautenstrauch, J.** (2004), S. 20.
[33] Vgl. **Grudke, A.** (2004), S. 53.
[34] Vgl. **Büchler, M. W.** (2005).

3.2 Darstellung der Potenziale

3.2.1 Potenziale aus Sicht der Patienten

Die Diagnose Krebs bedeutet für die Betroffenen oft einen Verlust ihrer bisherigen Lebensgewohnheiten. Daher achten sie bei der Behandlung ganz speziell auf schnelle und qualitativ hochwertige Hilfe. Das CCC kann diesen Vorstellungen entsprechen. Ein Hauptvorteil für die Patienten liegt darin, dass eine einheitliche Anlaufstelle für alle Tumorpatienten besteht. Die Patientenwege, die ein Patient ohne interdisziplinäre Tumorambulanz zurücklegen muss, verdeutlicht folgende Abbildung:

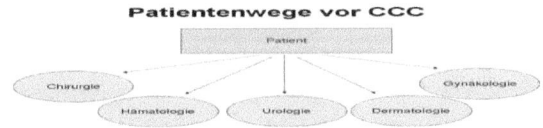

Abbildung 1 [Quelle: In Anlehnung an: Büchler, M. W. (2005), modifiziert.]

Der Patient muss viel Wegstrecke zurücklegen. Anders verhält es sich in einem CCC. Hier geht der Arzt zu den Patienten.[35] Diese müssen somit keine unnötige Zeit darauf verwenden, verschiedene Fachkliniken aufzusuchen. Die Behandlung erfolgt „aus einer Hand" („one-stop-shop").[36] Der Kontakt zwischen dem Patienten, seinem niedergelassenen Arzt und dem CCC wird vereinfacht und übersichtlich. Besondere Bedeutung kommt der Tumorambulanz zugute. Die Patienten werden sowohl in der Diagnose als auch in der Therapie nach den höchsten Standards betreut. Die intensive interdisziplinäre Zusammenarbeit im Tumorboard sichert eine einvernehmliche Therapieentscheidung. Diese soll optimale medizinische Versorgung und Qualitätskontrolle auf höchstem Niveau garantieren.[37]

Durch die enge Verknüpfung von Forschung und klinischer Praxis haben Patienten, je nach Erkrankung, die Möglichkeit, im Rahmen klinischer Studien von innovativen Behandlungsansätzen zu profitieren.

---

[35] Vgl. **Diehl, V.** (Nationales Zentrum), S. 2.
[36] Vgl. **von Eiff, W.** (2005), S. 30.
[37] Vgl. **Krebs-Kompass** (2005).

Auch im Rahmen der Nachsorge können sie umfangreiche Beratungs- und Schulungsangebote in Anspruch nehmen. Ihnen stehen Schmerz- und palliative Therapie nach den modernsten Erkenntnissen zur Verfügung.[38]

Nicht nur der zeitliche und onkologische Gewinn spielen eine wichtige Rolle. So führt der immer wiederkehrende Kontakt der Ärzte mit den gleichen Personen zu einem Vertrauensverhältnis. Dies vermittelt ein Gefühl der Sicherheit. Durch die schnelle Diagnostik und Therapiefindung, die nicht nur dazu dient, Tumore möglichst schnell zu beseitigen, gelingt es, lange Zeiträume von Ungewissheit und Angst zu vermeiden.[39] Dies hilft nicht nur den Patienten, sondern auch deren Angehörigen und Freunde.

Die Patientenwege im CCC sind in der unten dargestellten Grafik zusammengeführt. Eine Anlaufstelle ist ausreichend. Von da aus wird der Weg der Behandlung interdisziplinär koordiniert.

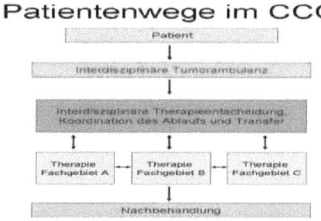

Abbildung 2 [Quelle: In Anlehnung an: Baumann, M. u. a. (2005), modifiziert.]

3.2.2 Potenziale aus Sicht der beteiligten Institutionen

Nicht nur für die Patienten ergeben sich positive Auswirkungen dieser Organisationsform. Die Kliniken erfahren Vorteile durch die reale Verknüpfung von Fachdisziplinen und der damit verbundenen Bündelung der Ressourcen.[40] Durch diese Konzentration entstehen hohe Einsparpotenziale, die Geld für andere, notwendigere Aufgaben erübrigen.

Gemäß der Arbeitsgemeinschaft Deutscher Tumorzentren e. V. (ADT) erfolgt eine Qualitätssteigerung durch die Kompetenzbündelung, die interdisziplinäre Versorgung der Tumorpatienten und durch die Umsetzung gemeinsamer Leitlinien.[41]

---

[38] Vgl. **Rautenstrauch, J.** (2004), S. 20.
[39] Vgl. **Stoeblen, E.** (2004), S.69.
[40] Vgl. **Diehl, V.** (Nationales Zentrum), S. 10.
[41] Vgl. **Seifert, M.** (2004), S. 59.

Diese helfen den Klinikern bei der Diagnostik- und Therapiefindung. Die Möglichkeit der digitalen und internetbasierten Vernetzung, sowie ein schneller Zugang zu den Patientendaten ermöglichen eine effizientere Behandlung.

Die enge Zusammenarbeit zwischen Klinik und Wissenschaft führt zu einem schnellen Wissenstransfer. In Verbindung mit einer großen Patientenzahl bieten sich gute Bedingungen für epidemiologische Untersuchungen. Durch die Verknüpfung der Forschung mit der Patientenbehandlung können viel versprechende diagnostische und therapeutische Ansätze somit erstmals in der Praxis überprüft werden.[42] Dadurch steigen die Lernmöglichkeiten sämtlicher Mitarbeiter. Zusätzlich werden Ausbildungsmöglichkeiten durch die Struktur des CCC unterstützt und helfen Ärzten und Pflegepersonal dabei, ihr Wissen stetig zu verbessern und zu erweitern. Besonders die Vielzahl der Behandlungen, die ein breites und tiefes Spektrum der Fälle abbilden, lassen die Ärzte durch Erfahrung zur Perfektion gelangen.[43] Standards und Leitlinien, die verbindlich für alle Mitarbeiter ausgearbeitet werden, erleichtern die Arbeit.

Die von von Eiff dargelegten Vorteile eines Kompetenzzentrums lassen sich auf ein CCC übertragen. Dieses spezialisiert sich auf „Krankheitssysteme". Da somit nicht die einzelnen Organe, sondern die Krankheit als Ganzes, im Vordergrund der Untersuchung stehen, gelingt es, die Patientenabläufe optimal zu gestalten. Die Liegezeiten werden verkürzt und das Infektionsrisiko sinkt. Die Arbeit erfolgt patientenorientiert. Durch die Kooperation mit anderen Tumorzentren oder CCCs wird die Diagnosequalität gesteigert. So kann auf ein größeres Wissen und mehr Erfahrung zurückgegriffen werden. Der schnelle Transfer von kliniknaher Forschung ermöglicht überdurchschnittliche Forschungsergebnisse und führt zu einem hohen Ansehen. Die Patientenbindung steigt.[44]

3.3 Kritischer Vergleich zwischen Deutschland und den USA

Die in Deutschland gestarteten Modellversuche zur Bildung eines CCCs unterliegen bislang keinen Vorschriften. Das entsprechende Äquivalent zur NCI in den USA stellt die ADT in Deutschland dar.

---

[42] Vgl. **Rautenstrauch, J.** (2004), S. 21.
[43] Vgl. **von Eiff, W.** (2005), S. 31 f.
[44] Vgl. **von Eiff, W.** (2005), S. 31 f.

Die ADT entwickelt Richtlinien für die Aufgaben und Strukturen von Tumorzentren.[45] Bislang gibt es jedoch keine Vorschriften, die ein CCC in Deutschland erfüllen muss.[46] Beiden Ländern ist indes gemein, dass sowohl in Deutschland als auch in den USA der Begriff CCC nicht geschützt wird. Um dem Patienten gewisse Qualitätsstandards zu signalisieren, hat das NCI in den USA deshalb die Kennzeichnung „NCI-designated" ins Leben gerufen. Fraglich ist, ob mit dieser Zertifizierung auch immer eine exzellente Behandlung einhergeht. Die Kennzeichnung nach NCI wird aufgrund von Forschungsaktivitäten vergeben, nicht aber die Qualität der Behandlung gemessen.[47] Eine Überprüfung der Behandlungsqualität ist daher bis zum heutigen Zeitpunkt schwer möglich. So muss ein Patient zumindest kritisch hinterfragen, ob die Behandlung nicht bei seinem niedergelassenen Onkologen genauso, wenn nicht noch besser erfolgen kann. Ein CCC sollte nicht vorbehaltlos als das Optimum der Krebsbehandlung angesehen werden.

Zum heutigen Zeitpunkt ist die Organisation und Umsetzung der US-Amerikaner bezüglich der CCC umfassender:

Gegenüberstellung Deutschland und USA

	Deutschland	USA
Zentrale Organisation	keine	NCI
Klare Leitlinien für CCCs	keine	NCI-CCC-Guidelines
Interdisziplinäre Strukturen	rudimentär	ausgeprägt

Tabelle 1 [Quelle: In Anlehnung an: Diehl, V. (Nationales Zentrum), modifiziert.]

4 Fazit und Ausblick

Das Ziel der Arbeit war es, einen Überblick über die Funktionsweise und die sich daraus ergebenden Potenziale eines CCCs darzustellen. Hierbei ist besonders die interdisziplinäre und multidisziplinäre Zusammenarbeit der verschiedenen Fachdisziplinen in den Vordergrund zu stellen. Durch die Verknüpfung gelingt es, die Patienten schneller geeigneten Diagnose- und Therapiewegen zuzuführen. Die für ein CCC darüber hinaus erforderliche enge Zusammenarbeit von klinischer Praxis und Forschung ermöglicht einen schnellen Transfer von neuen Erkenntnissen in den klinischen Alltag.

---

[45] Vgl. **ADT** (1999).
[46] Vgl. **Diehl, V.** (Nationales Zentrum), S. 3.
[47] Vgl. **Simone, J.** (2002).

Die Tumorambulanz bildet, aus Sicht der Patienten, das Zentrum eines CCCs. Der Arzt kommt zum Patienten und nicht umgekehrt. Im interdisziplinären Konsil werden die Behandlungswege festgelegt und Therapie und Diagnosewege optimal bestimmt. Nicht nur die Patienten profitieren. Die beteiligten Institutionen bündeln ihre Ressourcen, entwickeln Behandlungsstandards und haben Zugriff auf alle notwendigen Daten. Die Behandlung wird durch Vernetzung der verschiedenen Einrichtung deutlich schneller und einfacher.

Problematisch dürfte es sein, eine ausreichende Finanzierung der CCC in Deutschland zu erreichen. Interdisziplinarität und Multidisziplinarität erfordern einen personellen Mehraufwand. Leistungen der Zweit- oder Dritt-Meinungsberatung werden bisher nicht von den Krankenkassen übernommen.[48] Wollen Krankenhäuser dem amerikanischen Vorbild folgen, müssen sie selber auch die Kosten dafür tragen. Kritisch zu hinterfragen bleibt auch, ob mit den CCCs eine bessere Behandlungsqualität ins deutsche Gesundheitswesen fließen wird. Dieses Vorhaben wurde bereits mit Einführung der Tumorzentren verfolgt, konnte sich aber nicht umfassend genug durchsetzen.

Abschließend bleibt jedoch festzuhalten, dass die Entwicklung fächerübergreifender Zusammenarbeit in Zukunft immer wichtiger wird. Krebsbehandlung ist durch die steigende Komplexität zur Teamsache geworden.[49] Die Bildung von CCC ist deshalb ein „Schritt in die richtige Richtung". Diese Entwicklung sollte, auch unterstützend von den Krankenkassen, in Zukunft weiterverfolgt und präzisiert werden.

---

[48] Vgl. **Diehl, V.** (Nationales Zentrum), S. 8.
[49] Vgl. **Büchler, M. W.** (2005).

Abb. A 1

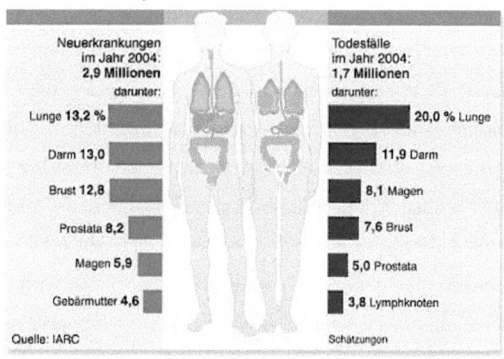

Quelle: FAZ (2005).

Abb. A 2

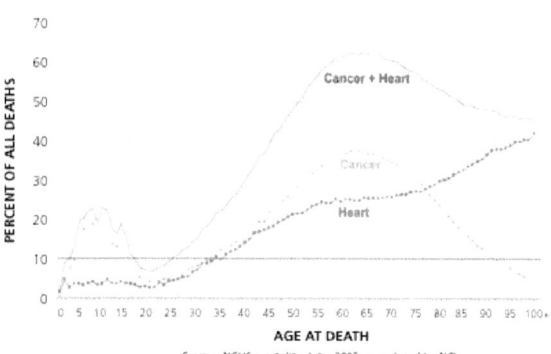

Quelle: NCI (Percentage of Death Due to Cancer & Heart Disease).

Literaturverzeichnis

Arbeitsgemeinschaft Deutscher Tumorzentren e.V. (ADT) (1999), Memorandum der Arbeitsgemeinschaft Deutscher Tumorzentren e.V., München, http://www.tumorzentren.de/memorandum.htm [Stand: 03.03.2006].

Bamberg, Michael (2004), Flächendeckende und Gebündelte Kompetenz – kein Widerspruch, in: Arbeitsgemeinschaft der Tumorzentren, Onkologische Schwerpunkte und Onkologische Arbeitskreise Baden – Württemberg (ATO) (Hrsg.), Tumorzentren, Onkologische Schwerpunkte und Comprehensive Cancer Center – Stellenwert, Perspektiven und Visionen; Stuttgart, S. 52.

Baumann, M. u. a. (2005), DIN ISO Zertifizierung eines Comprehensive Cancer Center, in: Vortragsreihe: CCC-Symposium, Marburg, http://www.ccc-marburg.de/index.php/component/option,com_zoom/Itemid,74/ [Stand: 04.03.2006].

Bördlein, Ingeborg (2003), Onkologie/Tumorzentren: Anklage und Verteidigung, in: Deutsches Ärzteblatt, Ausgabe 41, http://www.aerzteblatt.de/v4/archiv/artikel.asp?src=suche&id=38810 [Stand: 03.03.2006].

Büchler, Markus W. (2005), Aufbau und Struktur eines Comprehensive Cancer Centers – Erfahrungen aus Heidelberg, in: Vortragsreihe: CCC-Symposium, Marburg, http://www.ccc-marburg.de/index.php/component/option,com_zoom/ Itemid,74/ [Stand: 04.03.2006].

Diehl, Volker (Nationales Zentrum), Nationales Zentrum für Tumorerkrankungen Heidelberg – ein Paradigma, Heidelberg, http://www.mft-online.de/buch5/pdf/TOP17_Diehl.pdf [Stand: 04.03.2006].

FAZ (2005), Europa – Immer mehr Menschen sterben an Krebs, http://www.faz.net/s/Rub8E1390D3396F422B869A49268EE3F15C/Doc~EFBEE5466B54 B442A922F5C32DD4716FD~ATpl~Ecommon~Sdetail_image~Aimg~E1.html?back=/s/R ub8E1390D3396F422B869A49268EE3F15C/Doc~EFBEE5466B54B442A922F5C32DD4 716FD~ATpl~Ecommon~Scontent§Phtml [Stand: 15.03.2006].

Grudke, A. (2004), Selbsthilfe: „Weder Rädchen noch Sand im Getriebe", in: Arbeitsgemeinschaft der Tumorzentren, Onkologische Schwerpunkte und Onkologische Arbeitskreise Baden – Württemberg (ATO) (Hrsg.), Tumorzentren, Onkologische Schwerpunkte und Comprehensive Cancer Center – Stellenwert, Perspektiven und Visionen; Stuttgart, S. 53.

Gumpp, V. (2004), Landesweites Regionales Krebsregister – neue Aufgaben für Tumorzentren?, in: Arbeitsgemeinschaft der Tumorzentren, Onkologische Schwerpunkte und Onkologische Arbeitskreise Baden – Württemberg (ATO) (Hrsg.), Tumorzentren, Onkologische Schwerpunkte und Comprehensive Cancer Center – Stellenwert, Perspektiven und Visionen; Stuttgart, S. 56.

Hirsch-Kauffmann, M., Schweiger, M. (1987), Biologie für Mediziner, Pharmazeuten und Chemiker, Stuttgart.

Hofstädter, F. (2005), Vom Tumorzentrum zum Comprehensive Cancer Center, in: Vortrags-reihe: CCC-Symposium, Marburg, http://www.ccc-marburg.de/index.php/component/option,com_zoom/Itemid,74/ [Stand: 04.03.2006].

Krebs-Kompass (Was ist Krebs), Was ist Krebs, http://www.krebs-kompass.de/index.html?http://www.krebs-kompass.de/heilpraktikerkrebstherapie.html~content [Stand: 11.03.2006].

Krebs-Kompass (2005), 1500 Patienten im Tumorboard besprochen, http://www.krebs-kompass.de/index.html?http://www.krebs-kompass.de/Krebsnews/article/Krebsforschung/1116174240.html~content [Stand: 11.03.2006].

Mross, K. (2002), Klinische und experimentelle Onkologie in der Zukunft, in: Onkologie, 2002, S. 72, http://content.karger.com/ProdukteDB/produkte.asp?Aktion=ShowPDF&ProduktNr=2241 06&Ausgabe=228137&ArtikelNr=55248_&filename=55248.pdf [Stand: 10.03.2006].

National Cancer Institute (NCI) (Description of Cancer Centers Program), Description of the Cancer Centers Program, http://www3.cancer.gov/cancercenters/description.html [Stand: 07.03.2006].

National Cancer Institute (NCI) (Percentage of Death Due to Cancer & Heart Disease), Percentage of Death Due to Cancer & Heart Disease, http://www.cancer.gov/statistics/ [Stand: 07.03.2006].

National Cancer Institute (NCI) (2004), The Cancer Centers Branch of the National Cancer Institute Policies and Guidelines Relating to the Cancer Center Support Grant, http://www3.cancer.gov/cancercenters/CCSG_guide12_04.pdf   [Stand: 07.03.2006].

Neubauer, A., Middeke, M. (2005), Was ist ein Comprehensive Cancer Center?, in: Hessisches Ärzteblatt, 06/3005, S. 378-379, http://www.l-va.de/haeb/pdf/haeb_05378.pdf#search="middeke"&view="fit" [Stand: 10.03.2006].

o.V. (Oncolytics Biotech Inc. beginnt Ausschreibungsverfahren), Oncolytics Biotech Inc. be-ginnt Ausschreibungsverfahren für vom U.S. National Cancer Institute geförderte klinische Versuche, http://www.finanznachrichten.de/nachrichten-2006-01/artikel-5868365.asp [Stand: 10.03.2006].

o.V. (NCT Heidelberg), NCT Heidelberg – Deutschlands neue Adresse für Tumorpatienten, in: Clinicum, Medizin Medien Austria GmbH (Hrsg.), http://www.medizin-medien.info/dynasite.cfm?dssid=4171&dsmid= 65452&dspaid=496526 [Stand: 10.03.2006].

Rautenstrauch, Julia (2004), Das Heidelberger Comprehensive Cancer Center, in: Tumorzentrum Heidelberg / Mannheim (Hrsg.), report 01/04, Aktuelles aus dem Tumorzentrum Heidelberg / Mannheim, Heidelberg, http://www.dkfz.de/tzhdma/texte/report_01_2004.pdf [Stand: 10.03.2006].

Seifert, M. (2004), Die Bedeutung der Tumorzentren und OSP´s aus Sicht der Krankenkassen – Luxus oder Notwendigkeit?, in: Arbeitsgemeinschaft der Tumorzentren, Onkologische Schwerpunkte und Onkologische Arbeitskreise Baden – Württemberg (ATO) (Hrsg.), Tumorzentren, Onkologische Schwerpunkte und Comprehensive Cancer Center – Stellenwert, Perspektiven und Visionen; Stuttgart, S. 59.

Simone, Joseph V. (2002), Understanding Cancer Centers, in: Journal of Clinical Oncology, Vol 20, S. 4503-4507, http://www.simoneconsulting.com/PDF/UCC.pdf [Stand: 19.03.2006].

Stoelben, Erich (2004), Patientenbetreuung an einem Kompetenzzentrum am Beispiel des Zentrums für Thorakale Tumoren Freiburg, in: Arbeitsgemeinschaft der Tumorzentren, Onkologische Schwerpunkte und Onkologische Arbeitskreise Baden – Württemberg (ATO) (Hrsg.), Tumorzentren, Onkologische Schwerpunkte und Comprehensive Cancer Center – Stellenwert, Perspektiven und Visionen; Stuttgart, S. 68.

Universitätsklinikum Freiburg (Hrsg.) (Comprehensiv Cancer Center Freiburg), Das „Comprehensive Cancer Center Freiburg" stellt sich vor, S. 1-3, http://www.pr.uni-freiburg.de/ampuls/pdf/ampuls-1-2005.pdf [Stand: 10.03.2006].

Universitätsklinikum Heidelberg, Deutsches Krebsforschungszentrum (2004), Prof. Volker Diehl übernimmt Leitung des Heidelberger Comprehensive Cancer Center in der Aufbauphase – Gemeinsame Pressemitteilung des Universitätsklinikums Heidelberg und des Deutschen Krebsforschungszentrum, http://www.interconnections.de/id3725.html [Stand: 10.03.2006].

Von Eiff, Wilfried (2005), Die Optimale Größe eines Krankenhauses, in: Hospital, 01/2005, S. 30-31.

Wendt, Wolf Rainer (Transdiziplinarität und ihre Bedeutung), Transdisziplinarität und ihre Bedeutung für die Wissenschaft der sozialen Arbeit, http://www.deutsche-gesellschaft-fuer-sozialarbeit.de/mit65.shtml [Stand: 15.03.2006].

Würtenberger, Uwe (2004), Grußworte der Stadt Freiburg, in: Arbeitsgemeinschaft der Tumorzentren, Onkologische Schwerpunkte und Onkologische Arbeitskreise Baden – Württemberg (ATO) (Hrsg.), Tumorzentren, Onkologische Schwerpunkte und Comprehensive Cancer Center – Stellenwert, Perspektiven und Visionen; Stuttgart, S. 20.